I0430188

Auftanken mit 5 Minuten Chi-Übungen

Fünf Druckpunkte für Energie, gegen
Schmerz und für schnelle Heilung

1

Von

Sifu William Lee

Autor der Amazon Bestseller

Heilende Qi Meditation

Absolute Qi Fitness

www.qigongsolutions.com

Danksagungen

*An meine Schüler und Freunde. Für eure
selbstlose Hilfe.*

*Besonderer Dank geht an jene, die die
Verwandlung der Seminare in dieses
praktische Format gefordert, Fragen
gestellt und geholfen haben.*

.

Inhaltsverzeichnis:

Einführung:

Können Sie mit dem Programm etwas anfangen?

Wenn ich ehrlich bin, kann ich Ihnen nicht sagen ob Sie dieses Programm brauchen – Ich kann Ihnen aber dabei helfen, diese Frage für sich selbst zu beantworten. In diesem Buch geht es nicht um hochtreibende Theorien, Konzepte oder Analysen von Daten und Informationen. Es beschränkt sich ausschließlich auf praktische Methoden, die Ihre Energielevel erhöhen, die Regeneration Ihres Körpers beschleunigen und Ihre Gesundheit fördern können.

Dieses Programm ist das Ergebnis meiner lebenslangen Studien traditioneller Chinesischer Heilmethoden. Bei den vielen unterschiedlichen Methoden und Verfahren die es gibt(ich beziehe mich nur auf effektive und funktionierende Praktiken) sind die in diesem Buch verwendeten wahrscheinlich die am leichtesten zu lernenden und am schnellsten anzuwendenden. Außerdem:

- Die Macht der Übungen wurde in keiner Weise verwässert
- Sie brauchen kein Zubehör um von diesem einfachen aber starken Programm zu profitieren.
- Sie können diese Methoden leicht Ihren Kindern, Freunden und allen anderen Menschen zeigen, die sie brauchen.

Wenn Sie irgendwelche der unten aufgeführten Symptome und Bedürfnisse haben, kann das 5-Minuten Chi Boost Programm mit einfachen Druckpunkt Stimulationen definitiv helfen und Ihnen somit wahrscheinlich die Frage beantworten, ob Sie dieses Buch gebrauchen können.

- Wenig Energie
- Kopfschmerzen
- Konzentrationsprobleme
- Gefühl von mentaler oder körperlicher Schwäche
- Verlangen, Gewichtsverluste zu erhöhen
- Verlangen, Entgiftungsergebnisse zu verbessern

- Leiden unter chronischen Schmerzen
- Allergien
- Mühe, das Leben ohne Schmerzmittel und/oder Medikamente zu genießen
- Probleme mit hohem/niedrigem Blutdruck
- Verdauungsstörungen
- Beschleunigung der Heildauer von Krankheiten oder nach Operationen
- Chronischem Gefühl von „Ich hab die Nase voll" vorbeugen
- Libido und Lust stärken
- Energie und Leistungsfähigkeit antreiben

Ich sage nicht, dass diese einfachen Übungen die „absolute Lösung aller Probleme dieser Welt" sind. Dies ist keine Wunderheilung und es kann nötig sein, komplexe Programme in Anspruch zu nehmen, die auf bestimmte Krankheiten und Gesundheitsprobleme ausgerichtet sind.

Mein nächstes Buch wird eine ausführliche Erklärung aller Aspekte von Chi Kung (Sie können meinen www.qigongsolutions.com für

Nachrichten über das Erscheinungsdatum und viele weitere nützliche Informationen besuchen). Sie werden von der Kraft dieses 5 Minuten Chi Boost Programms verwundert und begeistert sein.

Kapitel 1: Warum Dieses Buch?

Wir sind alle auf der Suche...

Menschen sind in vielerlei Hinsicht verschieden. Es gibt jedoch etwas, das uns alle verbindet. Welchen Lifestyle wir uns auch immer ausgesucht haben, völlig gleichgültig, wie dieser von der Außenwelt betrachtet wird (attraktiv, sinnvoll, dumm, oder sogar abstoßend) ist jede Entscheidung, die wir im Hinblick auf unser Leben treffen auf dasselbe Ziel gerichtet.

Ohne dieses Ziel macht das Leben nicht viel Sinn. Wenn wir dieses Ziel aus den Augen verloren haben, verlieren wir sogar das Verlangen, morgens aus dem Bett aufzustehen. Wir sind alle auf der Suche nach Glück. Sie können es anders nennen, Sie können danach suchen indem Sie unterschiedlichste (materielle oder spirituelle) Aktivitäten ausüben, aber im Grunde bleibt die eine Wahrheit bestehen: Menschen sind ständig auf der Suche nach Glück und innerem Frieden. Wir versuchen alle, uns unser „Glück zu schmieden", oder uns einfach glücklich zu fühlen! Wenn wir diese „Glücksjagt" nicht tief in unserer DNA verankert hätten, warum würden Menschen dann immer wieder Mühen und schwere Arbeit auf sich nehmen, um ihre Lebensqualität zu verbessern? Welches andere „ultimative Ziel" sollte jemand haben, um nach mehr Geld, Bildung, oder (der Vollständigkeit halber) einer Schönheitsoperation zu streben? Was sind die Gründe dafür, dass wir uns gern in der Nähe dieses Ziels aufhalten und alles andere versuchen zu vermeiden? Niemand fühlt sich gerne krank und schwach, denn im Endeffekt ist das Gefühl von Glück und innerem Frieden das, wonach wir streben und wofür wir bereit sind „alles zu geben". In diesem Buch geht es nicht um Lebensweisheiten. Es geht nicht um Meditation, Religion oder Ähnliches. Ich verspreche Ihnen, dass dieses Buch ihnen sehr leichte und praktische Methoden zeigen wird, die Ihnen dabei helfen, das Folgende zu erreichen:

- Glück

Niemand will...

Wir wissen alle, dass die Lebensqualität eines Menschen in fast allen Bereichen des Lebens eingeschränkt ist, wenn er Krankheiten oder Schmerz ausgesetzt ist. Wenn jemand irgendeiner Art von Schmerz ausgesetzt ist, wird es für ihn schnell fast unmöglich, das zu genießen, was das Leben uns bietet. Wussten Sie, dass es ein Leiden gibt, bevor die Krankheiten oder Störungen überhaupt da sind? Es ist leichter als Sie es sich gerade vorstellen können. Dieses Leiden besteht wirklich, es ist völlig real. In einfachen Worten wird es als „schwacher Fluss des Chi" (Lebensenergie) beschrieben. Ganz egal welchen Namen wir dafür verwenden (Prana, Chi, Aura, elektromagnetisches Bio-Feld, Ki, oder einen anderen Namen), geht es immer um dieselbe Energie – die Lebensenergie. Es ist die Energie, die in allem existiert und alles um uns herum durchdringt.

Es ist sehr wichtig, dass sie dies verstehen: Einen natürlich starken, gesunden Fluss des Chi zu erhalten oder wiederherzustellen sorgt dafür, dass Sie

Schmerz und Krankheit vermeiden
können, einfach weil der schwache Chi
Fluss sich entwickelt, bevor jedwede
Arten von Leiden auftreten. (Hinweis: Die
Methoden die in diesem Buch gezeigt
werden sind nicht nur für jene gedacht,
die schon eine geschädigte Gesundheit
haben).

*"Noahs Arche wurde gebaut bevor der
große Regen kam!"*

Ohne pessimistisch klingen zu
wollen (und im Hinblick darauf wie die
meisten Menschen heutzutage leben) bin
ich ziemlich sicher, dass das Leben zu
irgendeinem Zeitpunkt „Regen" mit sich
bringen wird, selbst wenn Sie sich derzeit
energiegeladen und gesund fühlen. Das
Ziel dieses Buches ist es, den mächtigen
aber einfachen Übungen zur Stärkung des
Chi das Mystische zu nehmen und sie zu
lehren. Die altertümliche chinesische
Kunst des Chi Kung sowie die
traditionellen Chinesischen Kampfkünste
haben das Chi auf natürliche Art und
Weise in ihre Übungen eingebaut. Das Chi
wurde so schon seit Jahrhunderten
natürlich aufrecht gehalten. Hier erkläre
ich einige der effektivsten Übungen, deren

13

Vorteile Sie sehr schnell erfahren können.
Wenn Sie Ihren gesunden und starken
Energiefluss erreicht haben, gewinnen Sie
nicht nur ihren natürlichen gesunden
Zustand zurück, sondern stellen auch
sicher, dass keine körperlichen (oder
psychischen) Probleme je wieder ein Teil
Ihres Lebens sein werden. (Einige der
besten Dinge im Leben wirken „zu
einfach", oder?) Es kommt alles auf die
Entscheidung des Individuums an – Wenn
Sie ein wenig Ihrer Zeit investieren und
diese starken „5 Minuten Chi- Booster"
anwenden, werden Sie hinterher die
Vorteile eines Lebens ohne...

❖ **Krankheit und Schmerz erleben.**

Sie brauchen nicht viel...

Über die Jahre ist mir aufgefallen,
dass nur wenige Menschen die Aufgabe
auf sich nehmen, die Gebiete tiefgründig
zu erforschen, die ich lehre. Die meisten
Menschen haben nicht viel Zeit. Ich
konnte durch meine Seminare und Kurse
über Akupressur, Meridiantherapie,
Selbstverteidigung und Chi Kung über die
Jahre viele Menschen erreichen. Selbst in
den frühen 80er Jahren, ich kann mich

noch gut daran erinnern, war es schon so, dass Zeitdruck ein Problem war und dass dies etwas ist, was die meisten von uns erleben. Das ist einer der Hauptgründe warum ich meine Lehrmethoden umgestellt habe. Ich hatte großes Glück, dass ich wundervolle Menschen gefunden habe, die mich in der Optimierung meiner Lehrmethoden unterstützt haben. In meinen Seminaren und Kursen funktioniert diese sehr gut und ich glaube, dass derselbe Effekt auch in diesem Buch erreicht werden kann.

Dieses Buch „Auftanken mit 5-Minuten Chi Übungen" ist leicht aber kraftvoll, dabei jedoch (wie der Name des Programms vermuten lässt) nicht anspruchsvoll oder zeitintensiv. Um die Techniken in diesem Buch zu meistern brauchen Sie nicht viel...

❖ **Zeit**

Kapitel 2: Chi – Wichtige Fakten

Wie versprochen ist dieses Buch kein theoretischer Haufen langweiliger Informationen. Es folgt eine kurze Zusammenfassung der wichtigsten Eigenschaften der ‚Lebenskraft'.

Wie Sie wahrscheinlich wissen bieten verschiedenste antike Manuskripte aus unterschiedlichsten Kulturen Erklärungen zur Manipulation der Lebenskraft. Trotz meiner Hingabe zur „Energiearbeit" hatte ich natürlich nicht die Zeit, all diese Traditionen zu studieren. Allerdings verstehe ich von dem was ich gelesen habe das Folgende: alle Traditionen erklären die „Kraft, die Lebendes antreibt" in einer ähnlichen Art und Weise, obwohl einige sich auf bestimmte Aspekte konzentrieren, die meiner Meinung nach heutzutage nicht mehr sonderlich praktisch oder nützlich sind.

Sehen wir uns einmal die wichtigsten Fakten an, die für den Erfolg des 5-Minuten Chi Programms zum

Auftanken wichtig sind. Wenn Sie schon eine ähnliche Methode eingehend studiert haben und sich selbst aufgrund des Wissens das Sie schon erlangt haben nicht als Neuling verstehen, können Sie die ersten paar Zeilen getrost überspringen. Mir ist bewusst, dass der Anfang für einige von Ihnen als sehr leicht und allgemein bekannt aufgefasst werden wird. Aus meiner Erfahrung kann ich jedoch sagen, dass es nie falsch ist, sich die Grundlagen noch einmal anzusehen. Viele Leser werden einige dieser Fakten als sehr hilfreich auffassen, selbst wenn sie in diesem Feld schon bewandert sind. Hier ist eine kurze Zusammenfassung der wichtigsten Fakten über das Chi:

- Chi (manchmal auch als ‚Qi' geschrieben) ist eine unverzichtbare Kraft aus Leben und Energie, welche in der weltlichen Schöpfung präsent ist. Ohne diese kann kein Leben bestehen.

- Chi, Oder die ‚Lebensenergie', Oder ‚Lebenskraft' wird in unterschiedlichen Philosophien

17

und Kulturen unterschiedlich genannt (Ki in Japan, Prana im indischen Vedas, Mana in Hawaiianischer Kultur, Lüng in tibetischem Buddhismu susw.). All diese Quellen des Wissens sprechen jedoch über dieselbe unverzichtbare Kraft.

- Wie auch in der Naturfließt das Chi ständig durch unsere Körper und versorgt all unsere Gliedmaßen, Muskeln und Organe mit Lebensenergie.

- Das Chi reist durch den Körper und verwendet dazu feine Energiekanäle, welche Meridiane' heißen. Es gibt viele Hauptenergiezentren und Druckpunkte, die a diesen Energiepfaden liegen.

- Immer wenn ein gesunder Fluss des Chi gestört oder geschwächt ist, entwickelt der Körper einen bestimmten Schmerz oder eine Krankheit, um unsere Aufmerksamkeit auf den Ursprung des Problems zu lenken.

- Durch die richtige Behandlung und unter der Verwendung unterschiedlicher Druckpunkte, Atemtechniken und Körperhaltungen kann man den gesunden und starken Fluss der ‚Lebenskraft' in unseren Körpern wieder herstellen. Das ist die Grundlage für Gesundheit.

- Dieses Wissen ist nicht schwer zu meistern. Es wird auch nicht für eine besondere Gruppe von Menschen geheim gehalten. Jeder der mag, kann die 5-Minuten Chi Übungen zum Auftanken lernen, ganz unabhängig von Glauben, Alter, Bildung, Geschlecht oder jedweder anderer materieller Eigenschaften.

19

Dies sind, in meiner Erfahrung, die Grundsteine, die wichtigsten Fakten die Sie kennen müssen. Wie auch in anderen Studiengebieten ist es nur eine Frage des Einzelnen, ob er etwas mit diesem Wissen unternimmt oder nicht. Wenn wir uns dafür entscheiden, ‚etwas' zu tun/haben/erleben, werden wir früher oder später genau dieses Etwas tun/haben/erleben.

Daher ist meine einzige Frage an Sie:

'Wollen Sie Ihre Gesundheit und Ihr Wohlbefinden gewissenhaft verbessern?'

Bevor Sie nun weiterlesen, habe ich eine kurze Bitte. Beantworten Sie bitte die soeben gestellte Frage. Wenn Sie allein in einem Raum sind, können Sie sie sogar laut sagen. Wenn Sie einen Spiegel in der Nähe haben (ein Smartphone funktioniert dazu auch), noch besser – sehen Sie tief in Ihre eigenen Augen und beantworten Sie einfach diese Frage. Niemand muss Ihre Antwort hören außer Ihnen selbst. Das ist sehr wichtig. Wollen Sie wissen warum? Nun ja, ich will ehrlich mit Ihnen sein. Sie müssen die Antwort auf die oben gestellte Frage sehr ernst meinen, denn die Techniken welche in diesem Buch erklärt werden bringen ein Problem mit sich. Wenn Ihre Antwort „Ja" ist, und Sie sich darüber absolut im Klaren sind werden Sie in der Lage sein, dieses Problem zu bewältigen.

Wenn nicht, bin ich wenig zuversichtlich, dass Sie es schaffen können...

Kapitel 3: Problem gelöst

Obwohl ich nicht sicher sein kann, dass Sie dieses Problem erleben werden, ist es doch in meiner Erfahrung so, dass die meisten Menschen, die diese 5-Minuten Chi-Übungen ausprobieren, sich diesem Problem gegenübersehen – obwohl die Mehrheit der Schüler es überstehen und später die besten Resultate erzielen. Wir wollen keine Blockaden, besonders dann nicht, wenn Sie lernen wie effektiv dieses Programm wirklich ist. Was ist also das Problem mit den 5-Minuten Chi-Übungen?

Das ‚Problem' ist, dass die Techniken dieses Programms einfach zu effektiv für unsere westliche Denkweise sind. Die Ergebnisse erscheinen schnell und in unterschiedlichsten Formen wie das Nachlassen von Schmerz, ein Gefühl der Frische, verbesserte Konzentration und so weiter. All das ist sehr reizvoll – weshalb es ein ‚Problem', und ein Grund sein kann, sich ein wenig besser vorzubereiten. Das Leben wird wieder genießbar, und als Ergebnis hören einige Menschen viel zu früh mit dem Programm auf.

Man muss etwas mehr über die Potenz der 5-Minuten Chi-Übungen wissen, um den größten Gewinn aus ihnen zu ziehen. Wenn Sie das Programm zu früh beenden, ist der Zyklus des Chi-Flusses nicht vollständig erholt. Im Fall von leichten und einfachen gesundheitlichen Störungen ist dies KEIN großes Problem, denn diese werden im Normalfall schnell gelöst. Wenn die Symptome zurückkommen, können sie auch einfach das Programm noch einmal von vorn anfangen.

Allerdings ist in Fällen von hartnäckigen gesundheitlichen Problemen das Beenden des Erholungskreises des Chi nötig. Ich werde Ihnen die empfohlene Formel jetzt geben – sie ist eigentlich ganz einfach. Wenn Sie dieser folgen, sind Sie auf der sicheren Seite. Hier ist die ‚Problem Gelöst' 5-Minuten Chi-Übungen Formel:

1. Dieses Buch lesen und das Programm beginnen.

2. Das Anfangsdatum in den Kalender eintragen.

23

3. Wenn Sie feststellen, dass Ihr Hauptschmerz / Ihre negativen Symptome vollständig aufgehört haben, notieren Sie wie viele Tage vergangen sind.

4. Fortsetzen Ihres 5-Minuten Chi-Übungsprogramms über **mindestens** noch einmal dieselbe Zeitspanne. Machen Sie es einfach jeden Tag. Es wird sich lohnen.

<u>Lassen Sie mich Ihnen einige Beispiele aus dem wahren Leben geben:</u>

- Jessica R. (41 Jahre alt, arbeitet bei der Post, seit vier Jahren geschieden, 2 Kinder) hat mit dem 5-Minuten Chi-Übungsprogramm aufgrund von chronischer Müdigkeit und Migräneanfällen angefangen. Nach 3 Wochen „nicht peinlich genauem 5-Minuten Chi" hat sie eine Verbesserung ihrer Probleme um 80-90% beschrieben. Nach 5 Wochen schrieb sie mir eine E-Mail: „das letzte Mal dass ich mich so gut gefühlt habe ist lange

her. Kopfschmerzen sind komplett
weg und ich kann normal und ohne
Tabletten und Energy Drinks über
den Tag kommen..." Ich empfahl
ihr, das Programm weitere 5
Wochen durchzuhalten.

- Tiffany M. (56 Jahre alt, Hausfrau,
aktive Lebensführung, verheiratet,
4 Kinder). Sie begann mit dem 5-
Minuten Chi-Programm, um die
Erholung ihrer Operation zu
beschleunigen. In ihren eigenen
Worten waren „wenig Energie und
einen schwachen Körper und
Geist" ihre Hauptgründe, um das 5-
Minuten Chi auszuprobieren. In
den ersten 10 Tagen, in denen sie
„....3 Sets jeden Morgen und 2 Sets
am Abend..." durchgeführt hatte,
beschrieb sie ihre Probleme als
50% besser. 7 Wochen nach
Beginn hatte sie Folgendes zu
berichten: „Ich konnte wirklich
nicht glauben, dass etwas so
leichtes einen solch tiefgreifenden
Effekt haben könnte. Um auf Ihre
Frage zu antworten kann ich sagen,
dass ich mich nun zu 99%
wiederhergestellt fühle – 1%

25

verbleibt noch wie ein schlechter Geruch im Raum..." Ich empfahl ihr, das Programm weitere 7-8 Wochen durchzuführen.

- Adrian W. (37 Jahre alt, Manager in Immobilienbüro, verheiratet, 2. Ehe, 2 Kinder von 1. Ehe, 1 Kind in 2. Ehe, Drogen/Alkoholmissbrauch hinter sich gelassen, 4 Jahre suchtfrei). Adrian hat mein ganzes Chi Kung Revival Seminar (das Thema meines nächsten Buches) besucht, aber hat sich dazu entschieden, aufgrund von ‚Zeitmangel' das 5-Minuten Chi-Programm auszuprobieren. Seine Hauptgründe waren die Folgenden: „...Fehlende Energie, um all das zu erledigen, was ich zu tun habe...Schwacher Liebestrieb...Ich bin von meiner Konzentrationsschwäche schnell genervt (besonders nach dem Mittagessen)..." Zwei Wochen nachdem er „...nur 2 Durchgänge der Chi Übungen morgens und fast jeden Abend einen Durchgang..." gemacht hatte, schrieb Adrian mir eine E-Mail mit einer Nachricht, dass 95% seiner Probleme sich in Luft aufgelöst hätten. Trotz meines Wissens über die innere Kraft der Methoden in diesem Programm wollte ich sichergehen, dass er das Ganze realistisch betrachtet.

Das Ende der Geschichte war, dass er mir 4 Wochen nachdem er das Programm begonnen hatte mir schrieb „Ich würde niemals meine oder Ihre Zeit verschwenden wollen. Nach all dem Mist, den ich mir und meinem Körper über die Jahre angetan habe bin ich inzwischen mehr als vorsichtig mit dem was ich mache, oder nicht mache. Sehr geehrter Sifu Lee, ich fühle mich als neuer Mann, ich bin geheilt...". Ich verschrieb ihm ein Mindestmaß von 21 weiteren Tagen des Programms.

Sie sollten inzwischen ein gutes Verständnis darüber haben wie die Dinge funktionieren und wie Sie die ‚Problem Gelöst'-5-Minuten Chi-Übungs-Formel einsetzen können. Es ist so einfach wie es aussieht. Natürlich müssen Sie bei der

27

Bestimmung Ihrer Erfolge ehrlich und realistisch vorgehen.

<u>Ein Wort der Warnung:</u> es besteht keine Notwendigkeit, mir Ihre Ergebnisse zu schicken, oder sich auf mich zu ‚verlassen', wenn es um die Anwendung der Formel geht. Schüler die ich selbst trainiert habe, haben die Beispiele oben gegeben und ihre Berichte waren ein geplantes Element ihres schrittweisen persönlichen Trainings.

Außerdem glaube ich, dass Sie froh sein werden, das Folgende zu hören. Diese Schüler waren nicht mit all den detaillierten Informationen, Richtlinien, Fotos und den kurzgefassten Texten ausgestattet, die Sie in Händen halten! Dieses Buch war zu jener Zeit noch nicht geschrieben worden und ich habe zuvor noch nie Texte oder Bücher verwendet. Ich habe begonnen dieses Buch zu schreiben, um eine bessere Lehre zu ermöglichen. Natürlich gibt es bestimmte positive Effekte, die nur durch persönliche Trainings erreicht werden können, aber das Schöne an einem Buch ist, dass Sie es immer wieder nachlesen können wenn Sie sich einer Sache nicht sicher sind. So werden Sie definitiv das Meiste aus dem Programm rausholen können.

Kapitel 4: Fünf Druckpunktmethoden

Dieser praktische Teil ist der wichtigste und größte Teil dieses Buches. Wenn Sie die hier beschriebenen Methoden nur in diesem Kapitel verstehen (und sie dann umsetzen), werden Sie definitiv dieselben Vorteile erlangen wie eine Person, die das ganze Buch von vorne bis hinten gelesen hat. Der Grund dafür ist sehr leicht. Die Techniken der 5-Minuten Chi-Übungsformel sind hauptsächlich die Behandlung der Druckpunkte. Genau wie alle anderen unveränderten Herangehensweisen die ich lehre, sind diese nicht subjektiv oder fragwürdig wenn sie richtig und vernünftig erklärt werden. Sie funktionieren ungeachtet jeglicher anderer Einflüsse.

Sie können außerdem an die Chi-,Macht' glauben, oder dem spirituellen Aspekt völlig gleichgültig gegenüberstehen. Wenn Sie jedoch alles richtig anwenden, erlangen Sie dieselben Ergebnisse. Es gibt ein weiteres Problem, das ab und zu auftaucht. Menschen erwarten die besten Ergebnisse, ohne dabei selbst ihr Bestes zu geben und die Übungen richtig auszuführen. Das funktioniert nicht. Genau wie mit allem anderen auf der Welt kommen Sie nicht zum optimalen Ergebnis indem Sie sich nur wenig Mühe geben oder die Dinge falsch angehen. Diese Methode der Stimulation der fünf Druckpunkte ist leicht zu lernen und anzuwenden. Sie müssen sie nur wie empfohlen jeden Tag, oder einfach immer wenn Sie sich schwach oder müde fühlen und einen starken Chi-Boost gebrauchen können durchführen. Wegen der vielen Effekte und Bezeichnungen der vielen Methoden werde ich nicht alle Vorteile auflisten, die durch die Übung erreicht werden können – das würde den Rahmen dieses Buches sprengen.

(Für eine Übersicht können Sie immer die Liste am Anfang dieses Buches lesen. Dieses Programm hat die Kraft, Ihnen beim Bekämpfen und Besiegen jeder der Symptome zu helfen.)

Bevor wir beginnen ist hier ein kurzer Disclaimer. Sie sollten Ihren Hausarzt aufsuchen bevor Sie dieses Programm beginnen. Führen Sie diese

Übungen nicht aus, wenn Sie eine der
folgenden Leiden oder Zustände haben:

- Schwangerschaft (11
  Wochenodermehr) oder Säugen

- Offene Wunden oder neue
  Verletzungen (direkt nacheinem
  Unfall und immer noch
  geschwollen, Entzündungen und
  Brüche, oder direkt nach einer
  Operation).

- Herzschrittmacher.

Vorbereitung

Bevor Sie mit den 5-Minuten Chi-Übungen beginnen, ist es praktisch, etwas über die Dinge zu erfahren, die Ihre Ergebnisse beschleunigen können.

<u>Atmung:</u>

Bevor Sie beginnen, ist es sinnvoll sich zu entspannen und frischen Sauerstoff in Ihren Körper zu lassen. Atmen Sie einfach einige Minuten tief durch. Außerdem können Sie mit leichten Pranayama- oder Zwerchfell-Atemübungen diesen Prozess beschleunigen. Für all jene, die solche Atemübungen nicht kennen folgt nun die schnellste Einführung in Atemübungen die Sie je gesehen haben:

- Wenn Sie nicht draußen sind, öffnen Sie ein Fenster, um frische Lufthereinzulassen.

- Setzen oder stellen Sie sich bequem mit gradem Rücken hin.

- Berühren Sie Ihren Gaumenmit der Zunge.

- Atmen Sie durch die Nase ein und durch den Mund wieder aus.

- Drücken Sie beim Einatmen Ihren Bauch heraus (sodass auch der untere Teil Ihrer Lungen miteinbezogen wird).

- Füllen Sie Ihre Lungenweitermit Luft (der mittlere und obere Teil).

- Atmen Sie in umgekehrter Reihenfolge wieder aus: Zunächst den oberen Teil der Lunge, dann die Mitte, bis hin zur Luft, die sich gefühlt in Ihrem Bauch gesammelt hat.

Für alle die etwas mehr darüber lernen möchten gibt es in meinem nächsten Buch viele weitere Informationen über Chi-Atmung, aber das sind die Grundlagen und alles fängt genau hier an. Ich rate Ihnen, nicht nur zur

Vorbereitung tief zu atmen, sondern auch während der gesamten Zeit in der Sie die 5-Minuten Chi Übungen machen.

Zeit:

Die beste Zeit, um die Übungen durchzuführen ist morgens (direkt nach dem Aufwachen) und nachmittags gegen 15:00 aufgrund der Phasen und Positionen der (Yin und Yang) Energien im Körper. Sie können die Übungen aber auch Abends erledigen (2 Stunden oder länger vor dem Einschlafen), oder immer dann, wenn Sie sich so fühlen als bräuchten Sie eine neue Ladung Energie.

Zyklen:

5-Minuten Chi Boost Übungen werden in Zyklen absolviert. Sie beginnen mit der ersten Übung, dann die zweite, dritte und vierte, und wenn Sie die fünfte Übung abgeschlossen haben, ist Ihr erster Zyklus fertig. Am Anfang (vielleicht auch bei den ersten paar Malen) kann es etwas länger dauern, aber sobald Sie diese einfachen Methoden gelernt haben, sollte es Sie nicht mehr als 5 Minuten kosten,

einen ganzen Chi Boost Zyklus zu
absolvieren.

'Dosierung':

Wie viele Zyklen Sie durchlaufen
sollten ist sehr individuell und abhängig
von Ihren gesundheitlichen Problemen
und wie ‚dringend' Ihr Verlangen nach
Besserung ist. Keine Sorge – ich werde Sie
nicht damit hängen lassen. So entscheiden
Sie, was die perfekte ‚Dosierung' für Sie
ist, die am besten zu Ihrer Situation passt.
Beantworten Sie jetzt sofort und ohne zu
zögern die folgende Frage:

Der/Die/Das _____ (Leiden
/gesundheitliches Problem) unter
dem/der ich leide, stört meine natürliche
Fähigkeit, das Leben zu genießen um
_____%.

Bewerten Sie Ihr Leiden auf einer
Skala von 1-100% (1= fast nicht spürbar
und 100= unerträglich). Unten sind die
empfohlenen Anzahlen der Zyklen
abhängig davon, wie sehr Sie sich gestört
fühlen:

- 1-25% - mindestens 1-3 Zyklen der 5-Minuten Chi Boost Übungen täglich

- 25-50% - mindestens 3-9 Zyklen der 5-Minuten Chi Boost Übungen täglich*

- 50+% - 3 Mal täglich (morgens, 15 Uhr, abends), 5 Zyklen*

Ein Zyklus ist offensichtlich das Minimum. Bitte bedenken Sie dass ich es **niemandem** empfehle, mehr als 5 Zyklen (~25 Minuten) der 5-Minuten Chi Boost Übungen hintereinander weg zu absolvieren.

*Wenn Ihre Antwort 50% oder mehr ist, bedenken Sie bitte Folgendes: Das 5-Minuten Chi Boost Programm ist sehr kraftvoll, aber Sie müssen mehr für Ihre Gesundheit tun! Suchen Sie sich ein ganzheitliches Heilungsprogramm das Ihnen gefällt. Sie müssen außerdem Ihren Hausarzt besuchen und sich von ihm beraten lassen.

Verwenden Sie dieses 5-Minuten Chi Boost Programm, um ihren Heilungsprozess zu beschleunigen. Es wird Ihnen mehr helfen als Sie glauben.

I: Energieklatschen

Dies ist eine Methode (wie der Name suggeriert), die durch Klatschen ihre Wirkung zeigt. Sie ist auf die Hauptmeridiane am Körper und die Druckpunkte die auf ihnen liegen ausgelegt. Sie müssen Ihre Handflächen nutzen, um die Flächen Ihres Körpers wie unten gezeigt zu stimulieren. Nutzen Sie Ihre ganzen Handflächen, nicht nur die Finger.

Das Wichtigste des Energieklatschens (die meisten Menschen machen es nicht richtig) ist die richtige Kraft. Das Klatschen auf Ihren Bauch muss stark und fest sein, nicht zu weich oder schwach. Auf dem Foto können Sie die Position gut erkennen, aber Sie müssen verstehen, dass Sie ein wenig Kraft aufwenden müssen. Mit einer guten Portion von gesundem Menschenverstand und der angegebenen Erklärung bin ich mir aber sicher, dass Sie es richtig machen werden.

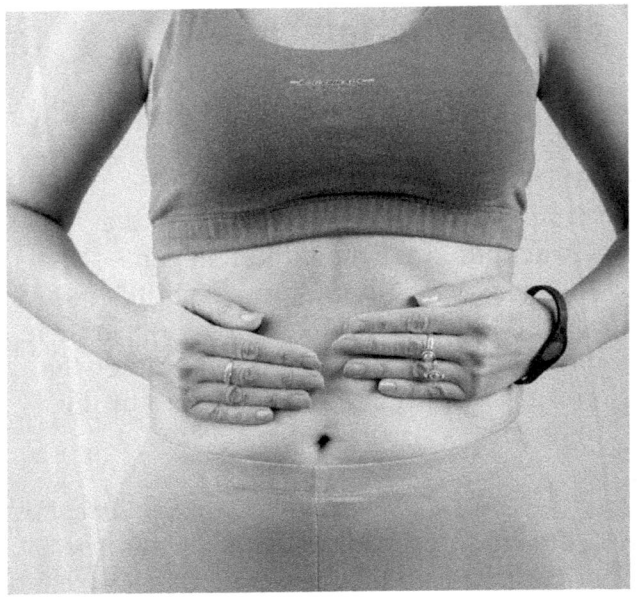

Es geht wie in den meisten (oder allen) Dingen des Lebens um die gesunde Balance. Genug Kraft dass Sie es spüren, nicht zu viel, dass Sie Schmerzen erfahren. Sie brauchen hier keinen masochistischen Ansatz zu wählen. Jedes Mal wenn Sie die Schwelle zum Schmerz überschreiten, schaltet der Körper in den Verteidigungsmodus. In diesem sind die Mediane noch mehr „verschlossen"... und Sie wollen nicht, dass das passiert.

i. Die Punkte an denen beginnen liegen auf jeder Seite der mittleren Linie, die vertikal durch den Bauchnabel läuft. Beginnen Sie auf der Höhe Ihres Schambeins und arbeiten Sie sich langsam nach oben. Es gibt 4 ,Ebenen' an denen Sie arbeiten sollten, 2 Mal auf jedem Punkt – der letzte Punkt sollte drei Mal bearbeitet werden. Das sind neunmal Klatschen insgesamt; merken Sie sich diese Zahl, Sie werden sie noch brauchen.

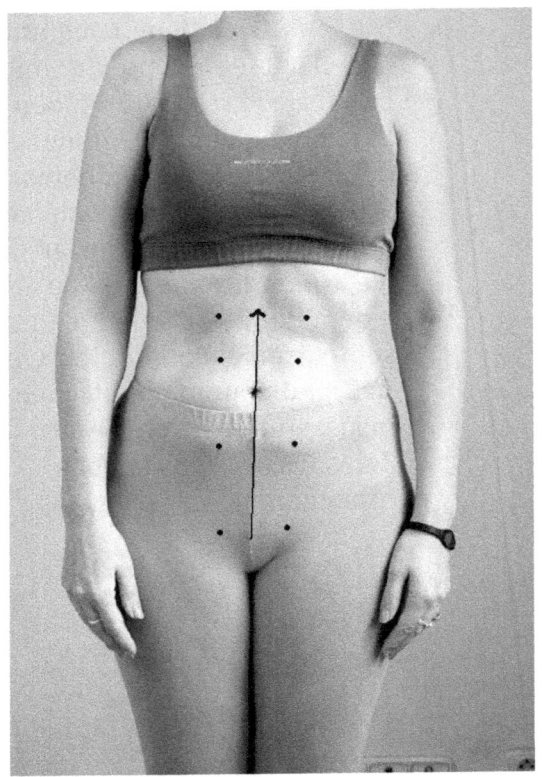

ii. Beginnend mit Ihrer linken Hand
(Frauen sollten von kurz über der
Brust auf der linken Seite
beginnen) schlagen Sie über die
rechte Seite der Brustgegend,
diagonal hoch zur Mitte des
Trapezmuskels – 9 Mal.

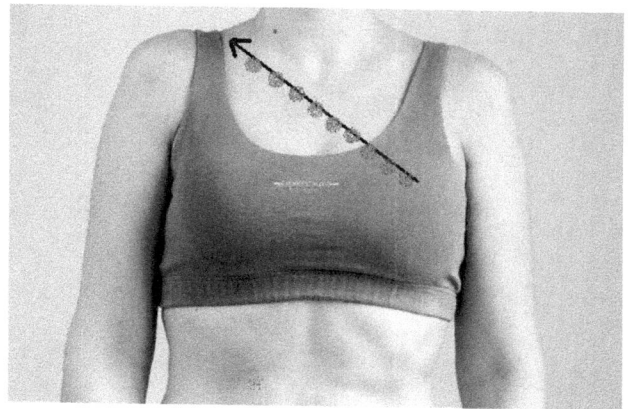

iii. Klatschen Sie weiter oben auf dem Trapezmuskel, genau in der Mitte – 9 Mal – Sie sollten das Klatschen bis herunter in Ihre Beine spüren, aber machen Sie nicht zu viel davon (normalerweise ist es angenehm, an diesem Punkt etwas fester zu klatschen).

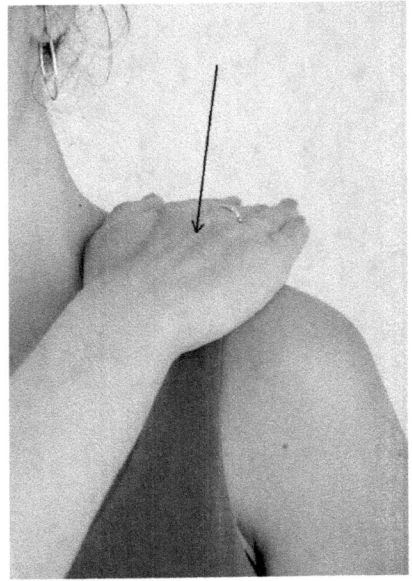

iv. Setzen Sie Ihre Bewegungen über
die rechte Schulter, Ihren Oberarm,
Unterarm und Ihr Handgelenk fort,
bis zur Hinterseite Ihrer
Handfläche (nur um sicherzugehen
dass wir uns nicht falsch
verstehen, wir behandeln erst die
linke Seite des Körpers, **dann** die
rechte). Für diesen Bereich sollten
Sie die Schlagzahl verdoppeln –
diese Gegend benötigt 18 Schläge.

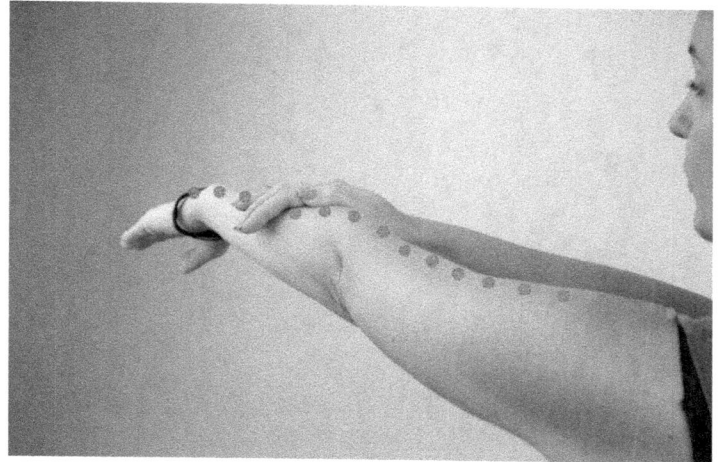

v. Drehen Sie Ihre Hand nach oben
und geben Sie dieselben 18 Schläge
nun auf die Innenseiten Ihres Arms
und in die entgegengesetzte
Richtung. Genau wie die Oberseite
hält die Unterseite viele wichtige
Druckpunkte, denn auf jeder Seite
des Armes liegen 3 Meridiane.
Allerdings ist die Innenseite des
Arms für die meisten Menschen
etwas sensibler, gehen Sie hier also
etwas vorsichtiger ran.

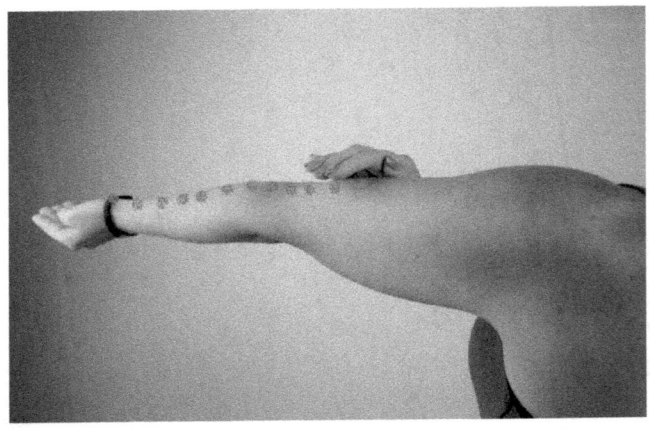

Auf dem Foto sind die letzten paar Punkte nicht sichtbar. Es ist wichtig dass Sie die Innenseite bis zu Ihrer Achsel fortsetzen – so einfach ist das.

vi. Wenn Sie Ihre Achselhöhle erreicht haben, klatschen Sie 9 Mal darauf.

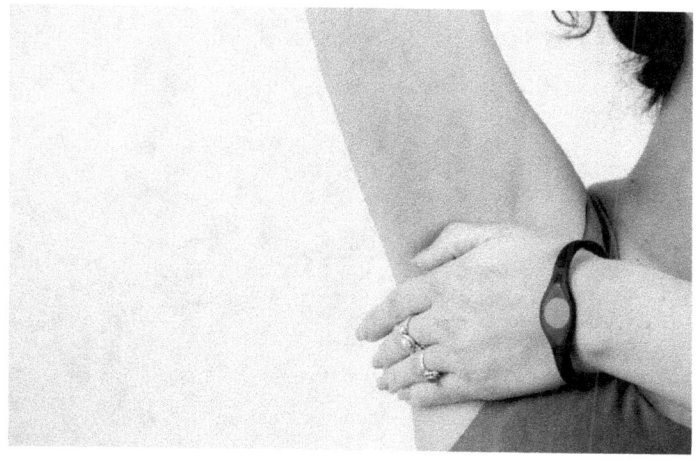

Dies ist für alle Menschen gut, aber dieser Teil hat einen unglaublichen Starken Effekt auf den weiblichen Körper. Es ist als eine sichere Vorbeugung für Brustkrebs bewiesen. (Wie versprochen, sehr praxisnah – weiter geht's).

vii. Der nächste Schritt ist ii., nun aber in die entgegengesetzte Richtung: Sie klatschen einfach die Druckpunkte nach unten ab, vom Schlüsselbein herunter bis zu dem Punkt an dem Sie im Schritt ii. angefangen haben, diagonal über die Brust.

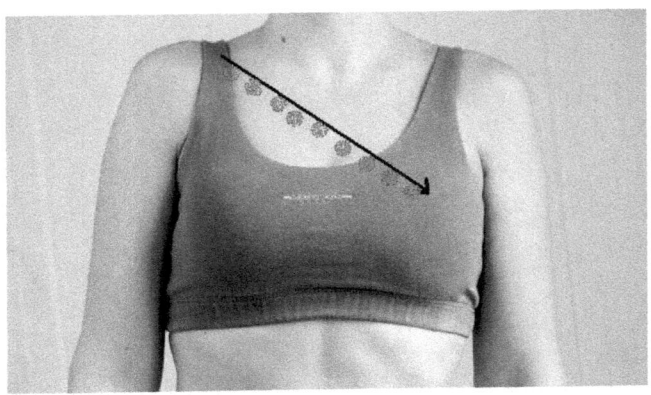

viii.   ALS NÄCHSTES müssen Sie zur anderen Seite Ihres Körpers wechseln. Mit ihrer rechten Handfläche wiederholen Sie einfach Schritte ii.-vii. – Das ist wichtig. Behandeln Sie niemals nur eine Seite Ihres Körpers.

ix. Nun verwenden Sie wieder beide Handflächen. Dieser Schritt ist dem i. Schritt gleich, aber nun von oben nach unten, vom Brustkorb herunter bis zum Schambein – Drei Chi- Klatscher auf die erste Eben und jeweils zwei auf alle anderen, sodass Sie bei 3+2+2+2=9 insgesamt ankommen.

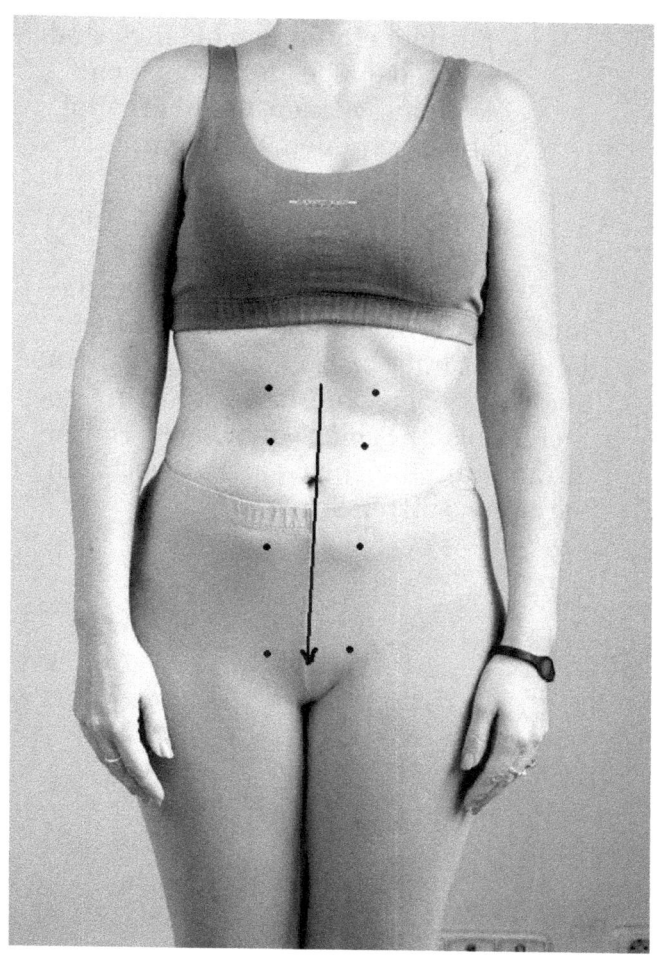

x. Bewegen Sie Ihre Handflächen herunter zu Ihren Hüften. Hier, auf den Beinen, sind einige Menschen schmerzempfindlicher, aber da

Körper sehr unterschiedlich sind,
müssen einige Menschen mehr
Kraft aufwenden, um überhaupt
etwas zu fühlen. Es kommt
wirklich auf den einzelnen
Menschen an, denken Sie daran.

Von den Hüften aus bewegen Sie
Ihre Hände an den Außenseiten Ihrer
Beine herunter bis zu Ihren Füßen. Beine
sind länger als Arme, daher können Sie
hier 18 bis 27 Schläge anbringen. Hören
Sie an Ihren Knöcheln auf und wechseln
Sie zum nächsten Schritt.

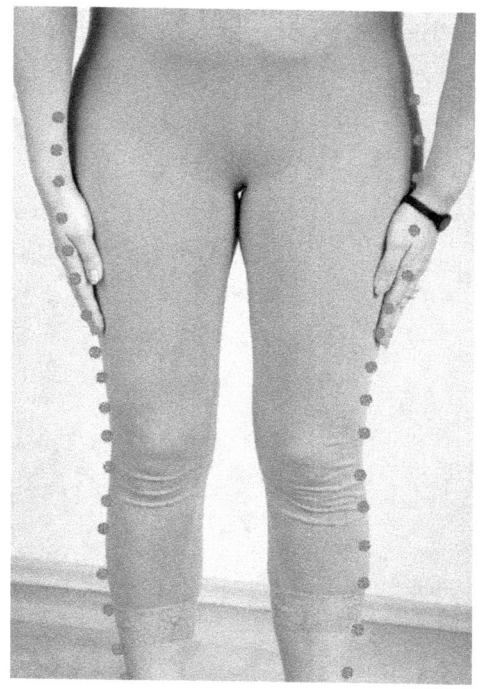

xi. Wenn Sie an Ihren Knöcheln
   angelangt sind, wechseln Sie zur
   Innenseite Ihrer Beine und
   bewegen sich gerade nach oben.
   Dieser Bereich ist meist sensibel,
   ich habe aber auch schon mit
   Menschen zusammengearbeitet,
   die hier nicht sehr viel fühlen und
   etwas mehr Kraft aufwenden
   müssen. Schlagen Sie 18 bis 27 Mal

bis Sie an den Innenseiten Ihrer
Oberschenkel angelangt sind.

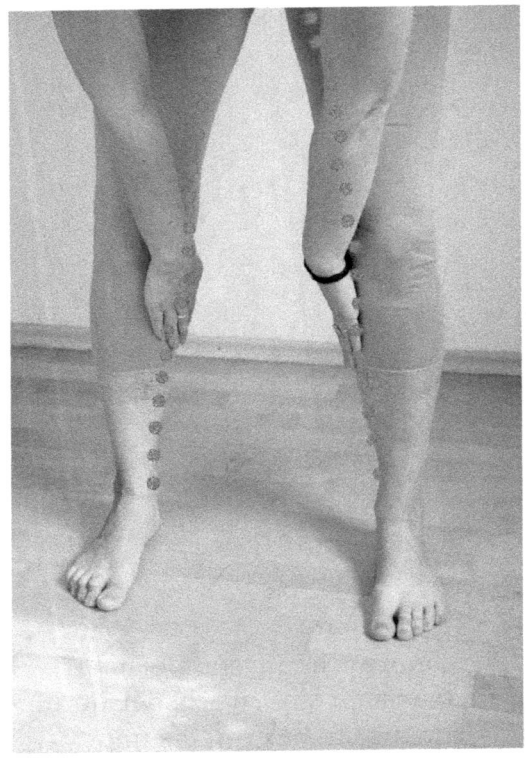

Dies markiert das Ende der
Übungsmethode Energieklatschen. Sie
deckt die Hauptmeridiane des Körpers ab
und weckt ein ,müdes' Chi auf und lässt es
stark durch Ihre Organe (und Ihre
Energiezentren) fließen, was Ihren Körper

und Geist für eine schnellere Heilung
erfrischt.

ANMERKUNG: Atmen Sie die ganze
Zeit während jedem Teil der
Energieklatschzyklen tief ein und aus und
lassen Sie dabei Ihre Zunge den Gaumen
berühren.

II: Füße 1 (Tai-Chan)

Dies ist einer der Hauptdruckpunkte, um den Körper mit neuem Leben zu versorgen, ihn zu entgiften, Schmerzen zu lindern und so weiter. Es gibt einfach unglaublich viele Dinge, die man über Tai-Chan sagen kann – ein einzelnes Kapitel für jede dieser Übungen wäre nötig für jemanden, der sie ausführlich studieren möchte. Da wir allerdings gerade nur praktische und schnelle Ergebnisse erzielen wollen...

i. Finden Sie den Tai-Chan Punkt auf Ihren Füßen. Zwischen Ihrem großen Zeh und dem zweiten Zeh ist ein Bereich mit weichem Gewebe. Tai-Chan liegt knapp 4cm weiter unten. Wenn Sie Ihren Daumen benutzen können Sie ihn nicht verfehlen. Es ist ein sehr sensibler Punkt. Wenn Sie auf dieser Linie Druck ausüben, werden Sie genau wissen, wann Sie den Punkt erreicht haben (aua!).

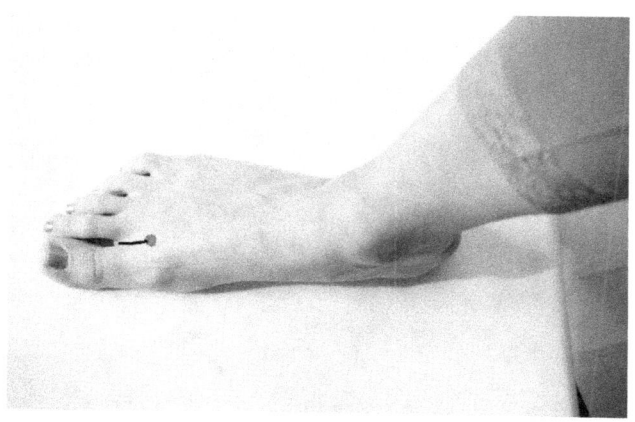

ii. Die beste Methode für diesen
   Punkt wird ‚Doppeldaumen'-Druck
   genannt. Legen Sie einen Daumen
   über den anderen und drücken Sie
   zu. Dies ist wie schon gesagt ein
   sensibler Druckpunkt – Der
   Schmerz sollte eher ein
   ‚angenehmer Schmerz' sein.
   Übertreten Sie niemals die Grenze
   Ihrer Schmerztoleranz!

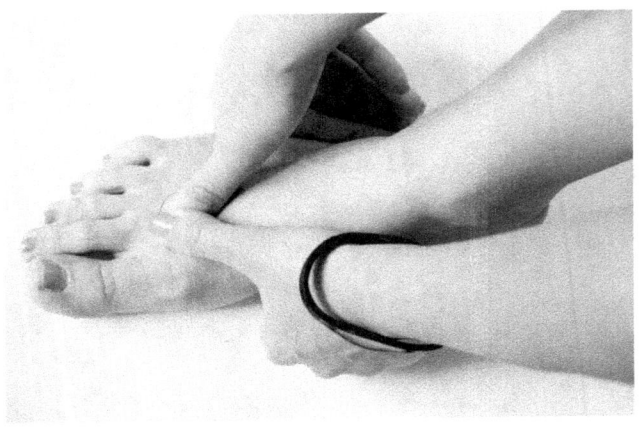

iii. Drücken Sie hier 9 Sekunden und
wiederholen Sie dies 3 Mal.
Zwischendurch sollten Sie eine
kurze Pause von 2-3 Sekunden
einlegen.

iv. Wiederholen Sie die Übung auf der
rechten Seite.

v. Atmen Sie während der
Behandlung Ihres Tai-Chan
Druckpunktes die ganze Zeit tief
durch und lassen Sie dabei Ihre
Zunge den Gaumen berühren.

Das war's. Wir bewegen uns nun
weiter zum nächsten mächtigen

Druckpunkt, welcher das Chi noch weiter anregt.

III: Füße 2 (Yang-Quan)

Dieser Druckpunkt liegt ein wenig tiefer in Ihrem Körpergewebe. Sie werden wahrscheinlich etwas mehr Druck aufwenden müssen. Ohne weitere Erklärungen folgt nun der nächste Druckpunkt:

i. Den Yang-Quan Punkt finden: Am inneren Rand Ihres Fußballens, auf der Höhe zwischen Ihrem großen Zeh und dem zweiten Zeh, werden Sie eine kleine Absenkung spüren. Es ist nicht schwer, den Yang-Quan Punkt zu finden, da er auch empfindlich ist.

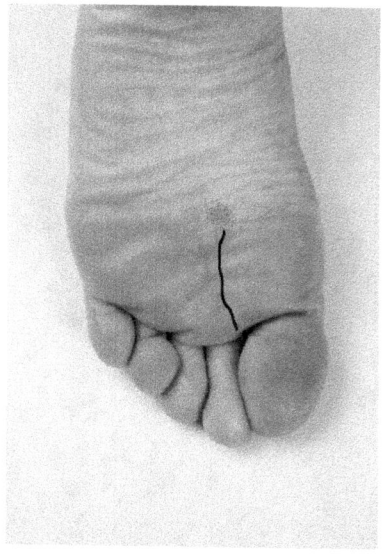

ii. Üben Sie Druck aus mit dem
    Daumen oder den Fingerspitzen.

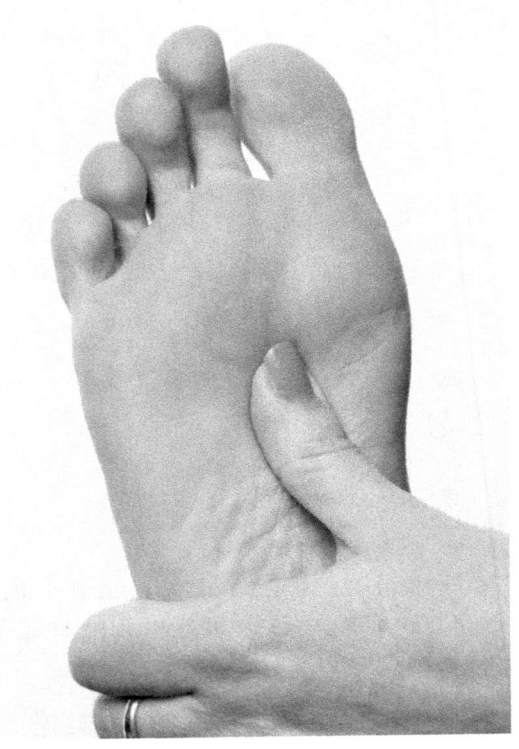

iii. Halten Sie den Druck für 9
    Sekunden und wiederholen Sie die
    Übung 3 Mal. Nehmen Sie sich
    dazwischen jeweils 2-3 Sekunden
    Pause.

iv. Wiederholen Sie dasselbe am
    rechten Fuß.

v. Der Druck, den Sie mit Ihren Fingerspitzen Ihrer anderen Finger ausüben können ist hier ausreichend. Sie müssen nicht den Daumen verwenden.

vi. Atmen Sie während der Behandlung Ihres Yang-Quan Druckpunktes die ganze Zeit tief durch und lassen Sie dabei Ihre Zunge den Gaumen berühren.

IV: Nieren Booster

Diese Nierengegend hat einen großen Einfluss auf die allgemeine Gesundheit, das Immunsystem und andere wichtige Funktionen des Körpers. Wir gehen am besten direkt zum praktischen Teil über, es gibt einfach zu viel, was über die Bedeutung dieser Druckpunkte gesagt werden kann. Ich bin mir sicher dass Sie wissen, wie Sie Ihre Nierengegend selbst finden können, aber um sicherzugehen ist auf dem folgenden Foto die Gegend eingekreist, die Sie massieren/reiben sollten (die ganze Gegend, nicht nur die Druckpunkte):

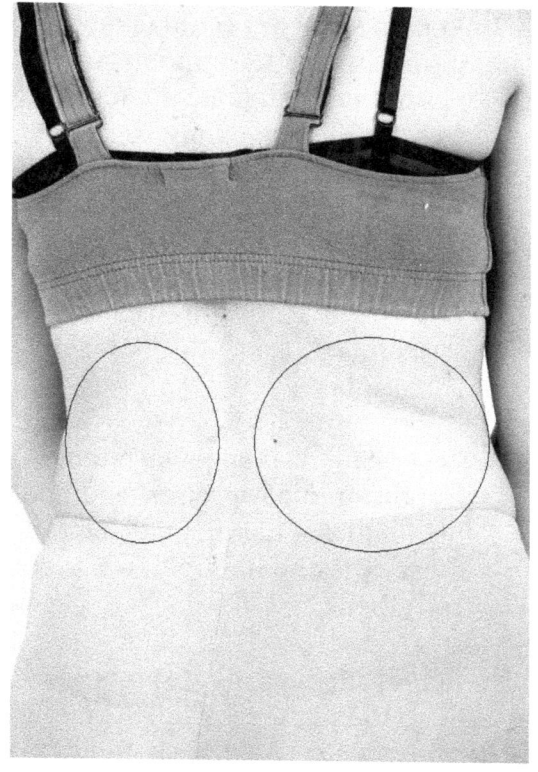

Aufgepasst: -wir haben ein „neues"
Element BEVOR wir den Nieren Boost
machen können. Es ist wieder eine ganz
einfache Sache, aber sie muss richtig
ausgeführt werden. Im Folgenden eine
kurze Beschreibung, *was wie* gemacht
werden sollte:

i. Reiben Sie Ihre Handflächen
mindestens 30 Sekunden lang
zusammen und konzentrieren Sie
sich auf die Bewegungen. Schnell
werden Sie die angenehme Wärme
spüren, die wir für diese Übung
benötigen.

ii. Reiben Sie weiter Ihre Hände
zusammen bis Sie dort eine gute
Hitze spüren.

iii. Legen Sie Ihre (angewärmten)
Hände auf die Nierengegend und
beginnen Sie damit, beide Seiten
dieser Gegend mit beiden Händen
zu reiben.

iv. Reiben Sie hier mindestens 45
Sekunden und erhöhen Sie dabei
schrittweise den Druck und die
Intensität.

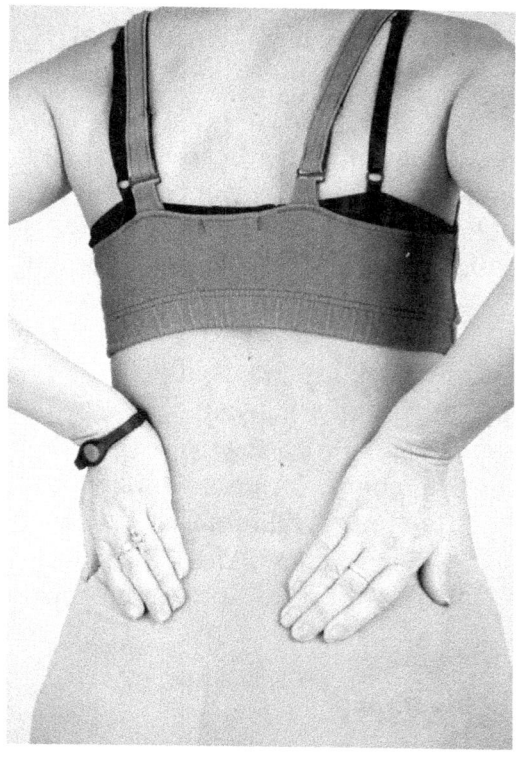

Atmen ganze Zeit tief durch und
lassen Sie dabei Ihre Zunge den
Gaumen berühren.

V: Dreifaches Power Klopfen

Dies ist der letzte praktische Teil dieses Programms. Es besteht aus der Behandlung dreier sehr potenter Druckpunkte. Es folgen einige weitere Details zum Dreifachen Power Klopfen:

- Sie führen das Klopfen mit Ihren Fingerkuppen aus, die Sie zusammendrücken
- Es ist kein zartes tippen, sondern ein eher kräftiges „schlagen" auf den ausgewählten Gegenden.
- Quälen Sie sich nicht. Sie sollten diese Übung aber deutlich spüren.

Thymus Boost:

i. Suchen Sie Ihren Brustknochen.

ii. Beginnen Sie damit, auf den mittleren Teil Ihres Brustknochens zu klopfen.

iii. Bewegen Sie Ihre klopfenden Finger langsam nach oben auf die Ebene Ihres Schlüsselbeins, wo der Brustknochen aufhört.

iv. Klopfen Sie 18 Mal.

v. Atmen Sie die ganze Zeit tief durch
und lassen Sie dabei Ihre Zunge
den Gaumen berühren.

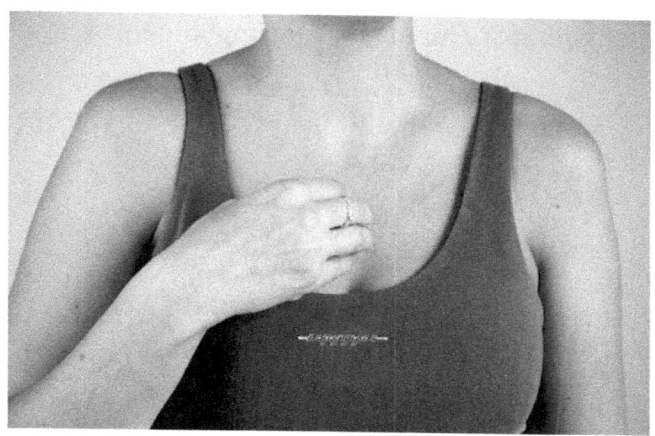

K-27:

Dies ist der Druckpunkt mit der
Nummer 27 auf dem Nieren-Meridian, ein
sehr mächtiger Druckpunkt. Viele
Menschen (selbst jene, die Chi Kung,
Akupressur usw. ernsthaft betreiben),

erklären K27 in ihren Büchern und
Programmen.
Ich glaube die Hauptgründe dafür sind:

- Es ist nicht sehr einfach, K27 zu finden,
es ist jedoch auch nicht besonders schwer.
Sie können den Punkt schnell finden,
wenn Sie meiner Erklärung folgen:

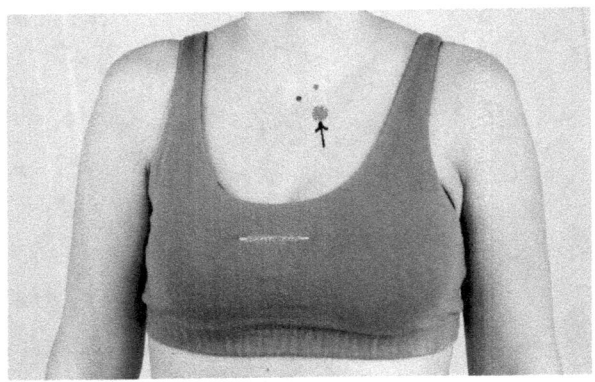

Ein weiterer Grund, K-27 in die
Lehrbücher mit aufzunehmen ist es, dass
die oberen Brustmuskeln den Zugang zu
K-27 blockieren könnten für jene (vor
allem Männer) mit einer sehr
ausgeprägten Brustmuskulatur. Wenn Sie
in dieser Gruppe von Menschen sind,
gehen Sie die Punkte einfach einzeln ab,
zunächst links, dann rechts. Wenn Ihr Arm
nach unten hängt, sind die oberen

Brustmuskeln nicht angespannt und können so das Klopfen nicht blockieren.

i. Legen Sie ihren Finger in das Loch zwischen dem Schlüsselbein (blauer Punkt).

ii. Finden Sie die Ecke /den Anfang des Schlüsselbeins (pinker Punkt).

iii. Bewegen Sie sich diagonal von Ihrem Schlüsselbein aus nach unten und suchen Sie den ‚weichen' Teil direkt unter dem Rand des Schlüsselbeins. Wenn Sie genügend Druck ausüben, werden Sie diesen Punkt schnell finden (wieder aua!).

iv. Klopfen Sie fest 18 Mal auf den Punkt auf der linken Seite, bevor Sie die rechte Seite behandeln, ODER Sie können beide Seiten gleichzeitig bearbeiten.

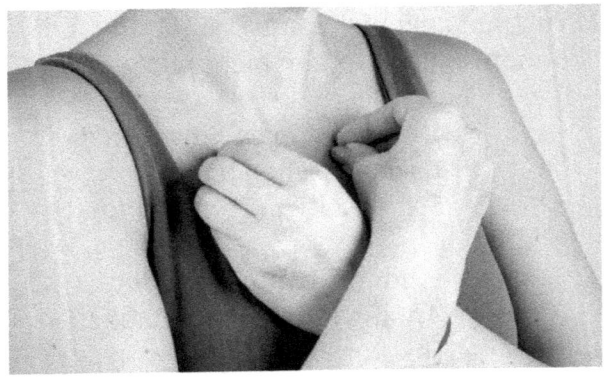

v. Atmen Sie währenddessen ganze Zeit tief durch und lassen Sie dabei Ihre Zunge den Gaumen berühren.

„Rippenseiten" Energie: Es gibt in dieser Gegend einige sensible Druckpunkte, es ist also wichtig, dass Sie den Richtigen finden und genau diesen behandeln. Einige weitere Punkte welche auf der selben Linie (Meridian) liegen sind auch stark, aber nicht so kraftvoll wie dieser. Machen Sie sich aber keine allzu großen Sorgen: Sie können sich keinen Schaden zufügen, selbst wenn Sie den richtigen Punkt verpassen sollten.

Allerdings können Sie den Punkt gar nicht verpassen, wenn Sie meiner Vorlage folgen.

i. Der Punkt liegt in einer halbmondförmigen Linie unter der Horizontalen, die Ihre Brüste verbindet.

ii. Wenn Sie Ihre Arme in die Position bringen wie in dem Foto, werden Ihre Fäuste direkt unterhalb dieser Punkte liegen

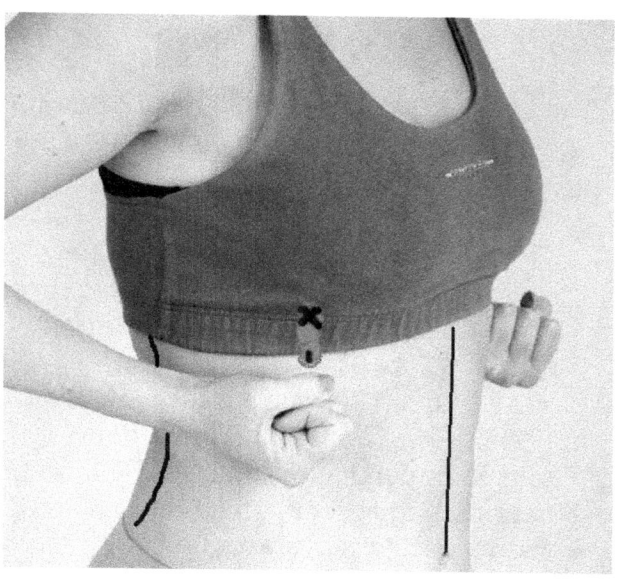

iii. Um sicherzugehen dass Sie den richtigen Punkt gefunden haben, üben Sie mit den Fingern über die halbmondförmige Linie unter der Brust Druck aus (der untere Rand von BHs liegt fast genau über der Linie).

iv. Halten Sie den Druck konstant und der ‚Rippenseiten' Energie Druckpunkt wird sich bemerkbar machen (ja, es schmerzt wieder kurz) sobald Sie ihn gefunden haben.

v. Klopfen Sie 18 Mal auf beiden Seiten gleichzeitig fest diesen Punkt.

vi. Atmen Sie die ganze Zeit tief durch und lassen Sie dabei Ihre Zunge den Gaumen berühren.

Verlassen Sie sich auf Ihren Körper und seine Reaktionen. Wenn Sie den Punkt gefunden haben, müssen Sie Ihre Fingerkuppen zusammen halten, konzentriert darauf, stark (und ausgeglichen) zu klopfen.

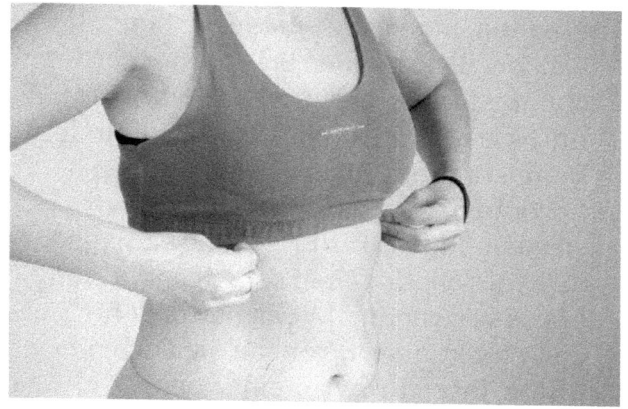

Dieses Foto (und die anderen Fotos,
die hier angegeben sind) werden Sie
unterstützen und Ihnen dabei helfen,
diese Methoden schnell zu erlernen. Bitte
beachten Sie: unterschiedliche
menschliche Körper haben verschiedene
Beschaffenheit, also werden die
Positionen von diesem und anderer
Druckpunkte nicht bei allen Körpern
genau gleich aussehen. Allerdings ist das
kein Problem. Körper und Geist werden
die genauen Positionen aller Druckpunkte
preisgeben die Sie brauchen, wenn Sie
den einfachen Richtlinien folgen, die hier
präsentiert werden.

Sie können die Videos der Übungen erhalten, indem Sie auf diesen Link klicken. Bitte melden Sie sich bei der Mailing List an, bestätigen Sie Ihre E-Mail Adresse und warten Sie bis zu 1 Stunde. Dann erhalten Sie die E-Mail mit den Links zu den kostenlosen Videos. Wir werden Ihnen KEINEN Spam senden oder Ihre Informationen in sonstiger Art und Weise verwenden. Wenn der Link für Sie nicht funktioniert, können Sie auch diese URL in Ihren Browser eintippen: http://eepurl.com/OZgZj

Anmerkung: Brauchen Sie mehr Kraft?

Die Methoden der 5-Minuten Chi Boost Übungen sind seit tausenden von Jahren unverändert geblieben und werden Ihnen sicherlich helfen, daran gibt es keinen Zweifel. Allerdings sind wir alle verschieden und einige Menschen brauchen und wünschen sich mehr. So ist es einfach – die Gründe dafür sind natürlich verschieden.

Einige wollen/brauchen weitere Möglichkeiten, ihre Chi Kraft zu verstärken, da sie große gesundheitliche Schwierigkeiten, chronische Krankheiten oder andere gesundheitliche Gründe haben. Einige dieser Gründe kann ich in Beispielen wiedergeben als professionelle MMA Kämpfer und andere Kampfkünstler, Triathlonläufer, CEOs und Manager, Handelsvertreter und einfach alle Menschen, die große Mengen an physischem und psychischem Stress ausgesetzt sind – sie brauchen und fragen

75

nach mehr. Da Sie einer dieser Menschen sein könnten, habe ich das vollständige Chi Meridian Dehnungsprogramm in ein Buch gepackt, welches ich Total Chi Fitness genannt habe.

Dieses Programm sollten Sie NUR DANN wählen, wenn Sie glauben, dass Sie ‚mehr brauchen' und Sie die Zeit haben, mehr zu machen. Die Übungen im Total Chi Fitness Buch sind einfach und nicht schwer zu lernen oder auszuführen (wie in diesem Buch gibt es Erklärungen, Fotos, und ich bereit sogar Videos vor), es gibt also kein Problem darin, sie zu lernen. Allerdings brauchen Sie ein wenig mehr Zeit, um die Übungen auszuführen, das ist Fakt – mehr Kraft benötigt größere Mühen = mehr Zeit. Eine Runde der **Absolute Qi Fitness** Übungen dauert ungefähr 12-15 Minuten.

Zusammenfassung

Die Methoden welche in diesem Buch präsentiert werden (sowie in meinen anderen Büchern wie das oben erklärte **Absolute Qi Fitness**) sind keine Produkte meiner eigenen Spekulation oder meine Erfindung. Sie sind auch keine Ergebnisse von ‚Experimenten' oder Ähnlichem.

Ja, sie sind in einer einfachen Art und Weise präsentiert, die sehr leicht anzuwenden ist. Einfach ist gut – ich glaube, auch Sie haben diese Erfahrung schon gemacht. Die Potenz dieser 5-Minuten Chi Boost Methoden hat über die letzten tausenden von Jahren sich in keiner Weise verändert. In der Vergangenheit wurden diese Übungen von einem Meister an einen fortgeschrittenen Schüler weitergegeben. Ihre Echtheit wurde über die Jahrhunderte hinweg sorgsam geschützt.

Diese Methoden sind also nicht nur alt, sondern außerdem frei von der modernen Krankheit des Konsumdenkens. Wenn Sie den Übungen eine Chance geben, werden sie Ihnen dabei helfen, Ihr Leben zu verändern. Je mehr Sie die Übungen durchführen, desto besser werden sie Ihnen gefallen.

Sie werden Ihr Chi auffrischen, Ihnen neue Energie und Kraft verleihen, um Ihren Zielen schnell entgegenzusteuern. Wenn Sie schwach sind und unter einer Krankheit leiden, hilft dieses 5-minuten Chi Boost Programm Ihnen dabei, wieder gesund zu werden und hält Sie von Krankheit und Schmerz ab. Das ist die Grundlage und das ist der Zweck dieses kleinen Buches, oder wahrscheinlich eher passend, dieser ‚Anleitung'.

Namen und Theorien sind nicht so wichtig – die Realität schon! Ich wünsche Ihnen, dass Sie diese Übungen vollständig annehmen und diese Anleitung jeden Tag verwenden bis Sie den Prozess gelernt haben. Nach kurzer Zeit werden Sie diese Anleitung nur ab und zu zum Auffrischen brauchen. Genau so ist es gedacht.

Für weitere Informationen, besonders über meine neuen Bücher können Sie immer meinen chi power blog (www.chi-powers.blogspot.com) oder www.qigongsolutions.com besuchen.

Sifu William Lee

Urheberrecht und Haftungsbeschränkung

Der Autor und die Verleger dieses Buches geben keinen medizinischen Ratschlag aus, noch verschreiben Sie die Verwendung von jedweden Techniken oder Behandlungen für Gesundheitsprobleme oder jedwede Arten medizinischer Probleme ohne den Rat eines Mediziners, weder direkt, noch indirekt. Es ist die Absicht dieses Buches, ausschließlich allgemeine Informationen anzubieten. Alle bestimmten Probleme

sollten Ihrem Doktor gemeldet werden.
Wenn Sie sich dazu entschließen, diese
Informationen für sich selbst zu nutzen,
übernehmen der Autor und die Verleger
keine Verantwortung dafür.

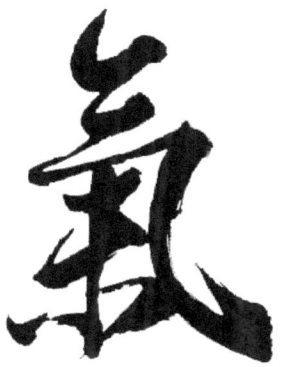